UN

DIAGNOSTIC

PAR

LE DOCTEUR LANOAILLE DE LACHÈSE

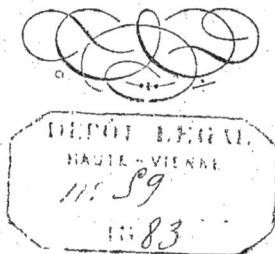

LIMOGES

IMPRIMERIE Vᵉ H. DUCOURTIEUX

7, RUE DES ARÈNES, 7

—

1883

UN

DIAGNOSTIC

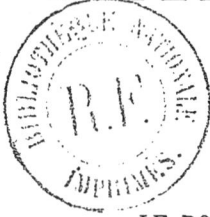

PAR

LE DOCTEUR LANOAILLE DE LACHÈSE

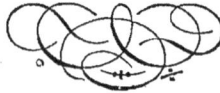

LIMOGES

IMPRIMERIE Vᵉ H. DUCOURTIEUX

7, RUE DES ARÈNES, 7

—

1883

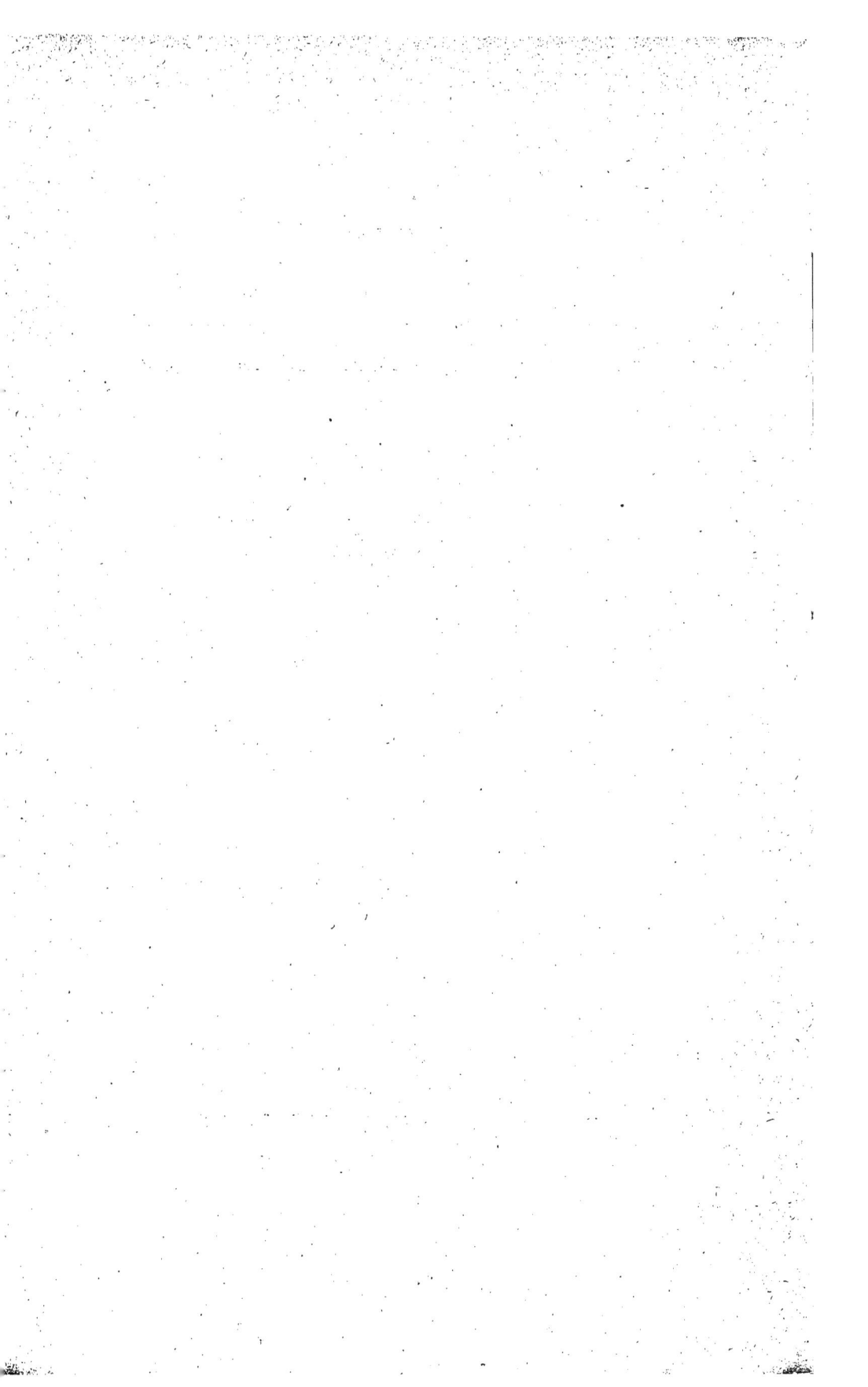

UN DIAGNOSTIC

Aux premiers mois de l'année 1882, une épidémie bénigne de grippe apparut à Limoges, et frappa plusieurs militaires du 78° régiment d'infanterie. Le 5 février, un jeune soldat de la classe récemment incorporée, malade à la chambre depuis six jours, fut pris à l'infirmerie comme atteint de cette affection. Il toussait, il avait la fièvre, il était fortement courbaturé. Son état s'aggrava bientôt. Des vomissements apparurent, revenant après chaque repas, après l'ingestion de tout aliment, de toute boisson, de toute substance médicamenteuse. Un certain nombre de soins hygiéniques spéciaux, étrangers à mes moyens d'action, me paraissant impérieusement indiqués, j'envoyai le malade à l'hôpital (16 février), avec le nouveau diagnostic de gastrite aiguë, qu'accepta mon confrère alors en service, et que maintint son successeur.

Durant trois mois furent essayés tour à tour les traitements les plus divers : lavages de l'estomac, sirop de morphine, gouttes amères, vermifuges, quinine, eau de Vichy, régime lacté, etc., mais en vain. De jour en jour, le malheureux s'affaiblissait par degrés. Un congé de convalescence lui fut accordé : le 20 mai, il quitta l'hôpital, pour se rendre dans la Haute-Auvergne, son pays, où le médecin de sa famille, qui semble, lui aussi, l'avoir considéré comme atteint de gastrite, essaya, entre autres moyens de traitement, outre la continuation du régime lacté, essaya, dis-je, les injections hypodermiques de morphine et les vésicatoires au niveau de l'estomac.

Après quatre mois d'absence, mon malade m'est revenu portant empreinte sur son visage, et répandue dans toute son attitude, une expression morbide extraordinaire, indéfinissable, qui révèle tout de suite à l'observateur l'existence certaine d'un trouble profond de l'organisme. Aussi n'ai-je point hésité à le reprendre à l'infirmerie, le jour même de son retour (20 septembre).

De taille moyenne, bien conformé dans son ensemble, moins affaibli d'apparence que ne semblent le comporter ses longues souffrances, le jeune homme qui fait le sujet de cette observation aura vingt-deux ans révolus le 1er novembre prochain. Il accuse à l'épigastre une sensation douloureuse, que la pression exaspère, sans que la palpation de la région dolente parvienne à fournir aucun autre renseignement. Un léger enduit blanchâtre recouvre la langue. Il existe une sensation d'amertume, dont se plaint le malade : sa bouche est mauvaise, dit-il.

Une teinte jaune des sclérotiques, manifeste quoique sans grande intensité, dirige mon attention du côté du foie, qui me paraît normal. Il en est de même de la rate.

Outre la douleur abdominale, une céphalalgie permanente se fait sentir au sommet. Son degré s'est beaucoup accru depuis un mois.

Pas de paludisme antérieur.

L'insuccès absolu de tous les traitements employés me donne des doutes sur la justesse du diagnostic. Aussi continué-je mes investigations. Un instant je me crois au but, lorsque le stéthoscope, appliqué au tiers de la distance qui sépare l'appendice xyphoïde de l'ombilic, apporte à mon oreille un bruit de souffle intense, isochrone aux battements du cœur..... Mais la main ne perçoit la sensation d'aucune tumeur expansive; les pouls fémoraux ne sont point en retard sur la pulsation radiale; le bruit de souffle, nettement entendu lorsque le malade est couché sur le dos, disparaît dans toute autre position, tant horizontale que verticale. La compression de la partie vertébrale correspondante ne provoque aucune douleur.

Ces recherches à tâtons se succèdent pendant deux ou trois jours. Je ne suis secondé en rien par le malade, qui ne prend l'initiative d'aucune indication. Ses réponses lentes, courtes, monotones, sont presque toutes négatives. L'état inculte de son intelligence primitive ne fournit aucun stimulant à l'apathie physique et morale, qui constitue le fond de sa manière d'être.

Le jour du retour de convalescence, mon attention glissa légèrement sur une teinte bistrée de la peau, que j'attribuai à l'influence combinée du grand air et du soleil, sur les téguments d'un homme qui venait de passer quatre mois d'été à la campagne. Ne voyant point cette coloration s'atténuer par le séjour à l'infirmerie, l'idée que je me trouvais en présence d'une maladie d'Addison se présenta à mon esprit.

Dès lors, je comprenais mon malade. La plupart des symptômes observés jusque-là trouvaient une explication séduisante de vérité. Leur valeur diagnostique apparaissait d'autant plus évidente encore que, l'attention une fois éveillée, d'autres symptômes restés dans l'ombre venaient d'eux-mêmes se joindre aux premiers, pour faire ressortir désormais la puissance caractéristique de tout leur relief.

C'est en prenant pour guide ce nouvel ordre d'idées que je vais exquisser maintenant la suite de mon observation.

Un mot, toutefois, avant d'aller plus loin.

Comme j'ai interrogé nombre de sensations purement subjectives, faciles à simuler, et que j'ai tenté diverses épreuves contre lesquelles la volonté captieuse d'un sujet déloyal n'est pas toujours désarmée, j'ai cru devoir m'entourer des précautions les plus minutieuses, pour arriver à la découverte de la vérité. Aujourd'hui, ma confiance en la bonne foi profonde du pauvre garçon qui m'occupe est entière. Je demande au lecteur de la partager sans aucune arrière pensée de doute.

Voici les faits :

Vers la fin de janvier de l'année courante, pendant la nuit, éclatait un incendie où se rendit la troupe. Quand le travail fut terminé, les hommes, réunis pour le retour, restèrent un instant au repos, avant de se mettre en marche. C'est alors que l'un d'eux, mon malade actuel, baigné de sueur, éprouva les premières sensations d'un refroidissement considérable. Rentré à la caserne, il ne put consentir à suivre un de ses camarades, qui voulait le conduire à la cantine, pour y prendre du vin chaud. Un sentiment de lassitude inexprimable lui faisait désirer son lit par-dessus tout.

Telle paraît être l'origine de la maladie.

Je passe, sans m'y arrêter une seconde fois, sur l'épisode médical du premier séjour à l'infirmerie, du temps d'hôpital, de la période de convalescence, pour arriver tout de suite à la constatation de l'état actuel.

La douleur épigastrique signalée plus haut est incessante. Chaque jour, après chaque repas, des vomissements se produisent ; solides et liquides sont en grande partie rejetés. Les selles rares, comme sans abondance, en raison de la faible quantité d'aliments conservés, sont normales.

Bien que le foie n'ait changé ni de forme, ni de volume, il est certainement en souffrance, ainsi que l'indique la teinte jaune des sclérotiques. Il souffre peut-être par action réflexe, à moins qu'il ne soit tiraillé par le « tissu fibroïde » dont parle Vilks, « tissu résultant du travail inflammatoire, qui a uni les capsules surrénales au rein, au foie et aux parties adjacentes. » La gêne de voisinage déterminée par les désordres anatomiques des capsules, ou bien encore par les désordres des ganglions semi-lunaires, n'est vraisemblablement pas étrangère non plus à la production du bruit de souffle retentissant, que révèle l'auscultation de l'aorte abdominale.

Mais, laissons là les interprétations, pour revenir aux données de l'observation pure.

La teinte bronzée envahit les téguments dans toute leur étendue. Intense surtout aux aréoles des mamelons, on la trouve aussi très marquée sur l'emplacement des vésicatoires. Au pénis, elle a fortement pigmenté le fond de tous les plis de la peau, dont le déploiement par l'extension donne à cette partie du corps un aspect zébré singulier. La muqueuse buccale est colorée, sans présenter les taches canines signalées par nombre d'observateurs.

Rien de remarquable à noter du côté des ongles.

Les cheveux sont bruns et gros ; mais le malade ne sait dire s'ils ont toujours été ainsi : il se borne à faire observer que son livret le désigne comme les ayant châtains ; réflexion qui, toute simple qu'elle paraisse, n'en est pas moins à relever, car elle dénote un effort exceptionnel de sa volonté.

L'asthénie est profonde. Elle se traduit par un besoin

impérieux de repos. Le malade passe sur son lit la plus grande partie de la journée. Quand je le fais lever pour procéder aux détails de son examen, à tout instant il s'assied de lui-même, ici ou là, sans y être invité. Cette remarque n'est point banale pour qui connaît la puissance de l'éducation militaire touchant l'attitude déférente du troupier. Il s'assied péniblement, à la manière d'un vieillard que ses forces abandonnent, la tête penchée en avant, les mains dirigées vers le siège, pour y chercher un point d'appui. Son maintien est languissant. Ses mouvements sont engourdis. Sa physionomie est apathique, impassible. Il ne répond qu'avec lenteur aux questions qui lui sont posées. C'est avec difficulté qu'on lui arrache un à un des renseignements précis.

Ses nuits se passent dans une insomnie presque complète, qu'il attribue aux douleurs d'estomac, ainsi qu'à certains embarras de respiration, dont il ne sait déterminer la nature d'une façon bien nette. Il ne s'endort jamais que pour quelques instants : le moindre bruit, le plus petit mouvement autour de lui interrompent son sommeil, que n'agite d'ailleurs aucun rêve pénible. Dès qu'il est ainsi réveillé, il change de position, se place sur le côté ou s'assied, et croit en éprouver quelque soulagement. Au demeurant, le besoin de sommeil ne se fait pas sentir.

Le cœur bat avec régularité, sans bruit anormal. Il n'existe aucun souffle dans les vaisseaux du cou. Diverses constatations du pouls recueillies à des heures différentes, dans des circonstances variées de repos physique ou d'activité relative, le montrent oscillant entre quarante-trois et soixante-trois pulsations à la minute.

Les respirations varient de 13,5 à 14,5 par soixante secondes. De même que le pouls, elles ne présentent pas d'intermittences brusques. Le poumon est sain. La toux du début a cessé depuis le jour où les vomissements se sont établis.

Il ne semble pas exister d'antécédents de tuberculose.

On ne voit ni sucre ni albumine dans l'urine, qui donne à froid, par le repos, sous forme d'un beau nuage floconneux, un sédiment dont la chaleur favorise la précipitation, tandis que l'acide azotique le dissipe promptement.

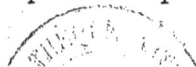

En résumé : douleur siégeant à l'épigastre ; troubles gastriques ; coloration bronzée des téguments ; asthénie profonde : ainsi se trouvaient réunis les caractères pathognomoniques de l'affection. Bien qu'ils fussent dès lors cliniquement établis, il n'était pas indifférent de les pouvoir corroborer par l'appoint des signes secondaires. Je m'enquis donc, entre autres choses, de savoir s'il n'existait point une répugnance particulière pour certains aliments.

La réponse m'ouvrit un nouvel horizon.

Mon malade a perdu l'appétit. Il ne sait trop pour quel motif il mange : par habitude ; pour faire comme tout le monde ; parce qu'il faut manger. Nulle répulsion spéciale n'existe pour tel ou tel aliment : quoi qu'il mange est pour lui « comme si c'était du bois ». Cependant, l'amertume d'une solution de quinine, que je lui fais avaler en manière d'expérimentation, est faiblement perçue vers la base de la langue. Il ne reconnaît plus les odeurs. L'odorat, comme le goût, ces deux sens corrélatifs, ont l'un et l'autre disparu graduellement, pendant le séjour à l'hôpital. Des vapeurs d'ammoniaque dirigées sur la pituitaire déterminent une sensation de picotement, moins obtuse dans la narine gauche que dans la narine droite ; mais elles n'affectent point l'olfaction. Elles provoquent le larmoiement et donnent naissance à un phénomène synesthésique, dont le siège se trouve sur les côtes du larynx, à hauteur du cartilage thyroïde.

De là à examiner l'ensemble des ramifications sensitives de la cinquième paire, il n'y avait qu'un pas.

Le territoire de la grosse portion du trijumeau, très anesthésié à gauche, est presque entièrement paralysé à droite. On peut piquer la langue, la muqueuse buccale, pincer la peau du menton, des lèvres, des joues, du front, sans provoquer de douleur. A droite ? « je sens peu de chose », ou : « je ne sens rien ». A gauche ? « je sens que vous me touchez » ; telle est la réponse constante. Les mouches vont, viennent, butinent, s'agitent comme bon leur semble sur tous les points du visage, sans agacer aucun réflexe. Le voile du palais, ses piliers, dont tous les mouvements sont conservés, ne s'émeuvent d'aucune provocation directe, tandis qu'ils réagissent à la pression, légèrement sentie, de la cuiller sur la base de la langue. La présence des aliments dans la bouche n'est perçue que lorsqu'ils arrivent vers l'isthme du gosier, où leur venue provoque aussitôt un mouvement de déglutition. Le malade boit sans que ses lèvres entrent en jeu, car le verre ne produit sur elles aucune sensation de contact. Il verse les liquides dans sa bouche, comme dans un tube inerte. Cependant, il lui est possible de boire au chalumeau, tout en aspirant un peu d'air, et en laissant échapper quelques gouttes de boisson au pourtour de l'instrument. S'il se livre à cet exercice les yeux fermés, ne pouvant reconnaître alors par la vue la position du chalumeau, il l'enfonce très avant dans la bouche, pour en sentir l'extrémité supérieure au fond de la gorge. Ni les aliments liquides, ni les aliments solides ne sont avalés de travers. Comme la langue ne sait pas retrouver les parcelles alimentaires égarées, c'est la pulpe du doigt qui va à leur recherche.

La salive semble normalement sécrétée. Elle ne s'écoule point par la bouche.

J'aurais volontiers interrogé le degré de sensibilité des mâchoires, par l'ablation d'un reste de dent cariée, si le sujet ne possédait trente-deux dents magnifiques, dont il ne souffrit jamais. La température des aliments ne les impressionne guère.

A l'application de la pulpe digitale, la conjonctive témoigne d'un certain degré de parésie. Néanmoins, l'action directe des vapeurs ammoniacales détermine à gauche l'occlusion énergique des paupières, en même temps que l'émission rapide de larmes abondantes. Le même phénomène se passe dans l'œil droit, sous une forme beaucoup plus calme.

Le jeu de la physionomie est complet, quoique, en raison de l'apathie générale, il ne traduise à aucun moment la moindre animation intérieure. Tous les muscles fonctionnent à volonté. Il n'existe aucune déviation des traits. Le malade siffle; mollement, il est vrai; sans énergie : c'est-à-dire qu'il siffle comme il parle. Siffler lui est pénible, à cause de la douleur qu'il en éprouve à l'estomac, dit-il. Sa bouche étant close par la seule contraction labiale, il gonfle les joues en soufflant, sans que l'air s'échappe entre les lèvres, ni par le nez. Les commissures se portent à droite et à gauche, au gré de la volonté. La langue possède la plénitude de ses mouvements. L'œil se déplace dans toutes les directions, sans trace de strabisme. Le front se plisse.

En examinant le front, je remarque sur la tête une cicatrice ancienne, recouverte par les cheveux. D'autres cicatrices, toutes à forme plus ou moins linéaire, existent au voisinage de la première. Elles sont dispersées sur le vertex, dans un espace de la largeur de la main. La table externe du crâne a subi des dépressions manifestes, en plusieurs points de leur étendue. Ces désordres résultent d'une chute faite du haut d'un rocher, à l'âge de onze ans. Il y eut perte de connaissance immédiate. La guérison survint un mois après, laissant à sa suite quelques sensations encéphaliques rares et fugitives, sans importance pour le malade, et une perte de l'ouïe, à droite. A ce propos, il me rappelle qu'il a signalé sa surdité partielle au moment de son incorporation, fait qui me revient parfaitement en mémoire. L'ayant examiné alors avec attention, sans parvenir à fixer mon jugement, je le présentai à un confrère dont la compétence spéciale en la matière est reconnue. L'épreuve que nous fîmes en commun nous laissa dans le doute. Si, aujourd'hui encore, l'examen otoscopique ne révèle aucun désordre matériel dans les parties de l'oreille accessibles au regard, du moins permet-il de constater la tolérance complète du conduit auditif pour les manœuvres du spéculum, lesquelles ne provoquent ni toux réflexe, ni douleur locale, pas plus à gauche qu'à droite ; à gauche, où cependant l'ouïe n'a rien perdu de son acuité. Les vibrations sonores d'un diapason posé sur la tête retentissent dans l'oreille gauche, sans impressionner l'oreille droite. Il n'y a pas de bourdonnements.

Le passage de la sonde, pour le cathétérisme de la trompe d'Eustache, un peu gêné à gauche, en raison de la conformation locale, détermine de ce côté une douleur assez vive. A droite, comme à gauche, la sonde provoque un mouvement de déglutition, lorsqu'elle arrive sur le voile du palais, et le bec de l'instrument, en pénétrant dans la trompe, éveille vivement le phénomène laryngé, déjà signalé à propos des vapeurs ammoniacales : « Vous me piquez-là », dit le malade, en portant son doigt sur le côté correspondant du cou. De la toux survient aussi.

L'apparition de l'anesthésie faciale doit être contemporaine, non de la perte de l'ouïe, qui est unilatérale, mais de l'occultation progressive du goût, qui, double comme elle, affecte des rameaux de la même branche nerveuse.

Mais, si l'on a lieu d'être surpris de ce que l'affaissement général du sujet l'ait rendu assez insouciant de sa personne, pour lui cacher la disparition quasi complète de la sensibilité faciale, on a bien plus de peine encore à se rendre compte de quelle manière l'anesthésie a pu envahir le corps tout entier, sans éveiller son attention. De la tête aux pieds, en effet, le malheureux a perdu presque tout sentiment. Quand je lui demande comment il est arrivé à un tel degré d'apathie sensorielle sans le remarquer, il se borne à répondre qu'il lui « semblait bien n'être pas tout à fait comme autrefois ». Quoi qu'il en soit, on peut le pincer, le piquer aux bras et aux mains, aux jambes et aux pieds sans produire de douleur. Il ne sent pas une épingle enfoncée dans le mollet droit. La piqûre à gauche est perçue avec une netteté relative. Pincé avec force sur la moitié gauche du corps, il se croit simplement touché. A droite, suivant les points explorés, il ne sent rien du tout ou croit sentir à peine. Sur la face postérieure du corps, il n'y a guère que les fesses et les lombes pour présenter une sensibilité très appréciable. On la retrouve des deux côtés, quoique toujours moins prononcée à droite qu'à gauche. En avant, l'épingle est perçue au voisinage de l'articulation tibio-tarsienne, où elle détermine la contraction des orteils. La sensation de piqûre acquiert de la netteté à l'aine, à la région mammaire, au menton et, comme il a été dit plus haut, dans les fosses nasales, où, néanmoins, aucune manœuvre ne parvient à provoquer l'éternuement.

Partout le coup d'épingle est mieux perçu que le pincement.

La pression, de même que le frottement, ne sont pas

sentis avec plus de netteté quand leur action se prolonge,
que lorsqu'elle est rapide.

Il semble y avoir eu, à l'époque du séjour à l'hôpital, une
perversion des impressions calorifiques subjectives. Le
malade avait toujours trop chaud; il se découvrait sans
cesse. Ce trouble, s'il est encore réel aujourd'hui, s'exerce
en sens inverse, car le sujet ne parvient pas toujours à
se réchauffer dans son lit. Mesurée dans l'une et dans
l'autre aisselles, la température est normale des deux
côtés (37°, 6).

Le contact des objets dont la température s'éloigne peu
de celle des téguments ne développe aucune sensation de
froid ni de chaleur. Un écart prononcé est indispensable
pour être reconnu : il est vivement perçu au delà de cer-
taines limites. C'est ainsi que de l'eau très chaude, dans
laquelle, toutefois, l'observateur peut encore plonger la
main, brûle les pieds de son patient.

La sensibilité de température varie suivant les régions,
parallèlement aux impressions des autres modes de contact.

Bien qu'émoussé, le toucher proprement dit conserve
encore un certain degré de perfection relative à la pulpe
des doigts. Si, après avoir bandé les yeux de mon malade,
je le mets à cheval sur son lit (la largeur du lit de troupe
ne s'oppose point à cela), il ignore où ses membres infé-
rieurs sont placés. Ainsi, pour toucher l'un de ses genoux,
il porte les deux mains à peu près au point où se trouverait
ce genou, s'il était rapproché de l'autre dans la position
assise, palpe le drap en tous sens, finit par rencontrer le
pubis, et de là, en tâtonnant, se dirige par la cuisse
jusqu'au genou, qu'il dépasse et contourne plusieurs fois;
puis enfin, il arrête sa main en forme de griffe au pourtour
de la rotule, et dit : « Je crois que j'y suis. » Quand je ne lui
recouvre les yeux qu'après l'avoir mis à cheval, il dirige sa
main, non sans quelque hésitation, vers l'endroit où il sait
que se trouve son genou. Mais, vient-il à manquer le but,
il est dès lors tout dérouté. S'il rencontre le rebord de son
matelas, par exemple, il croit avoir affaire à sa cuisse, et
ne se décide à chercher ailleurs qu'après avoir tâté long-
temps. Veut-il joindre les deux mains, elles se rapprochent

avec lenteur, et, sur le point de se toucher, elles oscillent à la recherche l'une de l'autre. Lorsque, enfin, les pulpes se trouvent en contact, elles consacrent un instant à se reconnaître ; puis, tout à coup, les doigts sont entre-croisés délibérément. Il étend à volonté les bras dans toutes les directions. Il dirige vers sa bouche un verre à l'approche duquel la mâchoire inférieure s'abaisse légère-ment, pendant que la main restée libre cherche du bout des doigts à préciser la position des lèvres. Il éprouve les plus grandes difficultés, même en s'aidant des mains, à remettre ses jambes dans son lit, où il lui semble qu'elles se trouvent déjà. Toutefois, en raison de l'anéantissement général, cette manœuvre reste encore laborieuse après l'enlèvement du bandeau oculaire.

Un petit abcès furonculeux de l'aisselle gauche révèle sa présence à la main droite, qui passe là par hasard, le jour même où il est assez avancé pour s'ouvrir naturellement. L'ouverture est agrandie à l'aide du bistouri, l'abcès est comprimé entre les doigts, sans que la sensibilité en soit le moins du monde affectée. La cicatrisation complète sur-vient en moins de quarante-huit heures.

L'abolition de la sensibilité génitale est absolue. Il n'y a pas eu la moindre érection depuis le commencement de la maladie. Les désirs vénériens font défaut. Pas de pertes séminales. Cependant, les testicules présentent un volume normal.

Les besoins d'uriner, ainsi que les besoins d'aller à la selle, nettement éprouvés, reçoivent une satisfaction facile.

Le chatouillement des pieds n'est pas perçu, bien qu'il existe là un reste de sensibilité tactile. La pression forte d'un orteil n'exerce pas d'influence évidente sur la dilata-tion pupillaire. Le phénomène du genou est affaibli, et cela un peu plus, peut-être, à gauche qu'à droite. A droite, comme à gauche, le crémaster réagit au pincement et au frottement de la peau interne des cuisses. Par leur contact sur les cuisses et sur l'abdomen, les corps froids et les corps humides ne donnent naissance à aucun mouvement réflexe. L'application brusque dans la région sous-ombilicale d'un linge imbibé d'eau à la température extérieure exaspère la douleur stomacale.

Pendant que le bandeau recouvre les yeux, on n'éprouve aucune difficulté à reconnaître la conservation bilatérale, encore assez parfaite, de la notion des poids. Le bras résiste, en effet, d'une façon correcte, à l'action d'un corps plus ou moins lourd qu'on laisse tomber dans la main. Mais, si l'on place dans chaque main un poids de valeur inégale, la différence n'en est appréciée qu'autant que l'écart n'est pas trop faible : cinq cents grammes d'un côté et cent grammes de l'autre, par exemple. Un poids de cinquante grammes ou, à plus forte raison, au-dessous, ne révèle pas très bien sa présence. Alors, par des mouvements de doigts, le malade le conduit vers la pulpe, où il semble tâter la densité, comme un aveugle s'efforce de tâter les couleurs.

Tous les muscles, à droite comme à gauche, réagissent à l'action des courants. Quand ces courants sont faibles, les contractions surviennent sans que le sujet en ait conscience : en acquérant de l'intensité, ils deviennent sensibles jusqu'à la douleur, douleur ressentie surtout au voisinage des articulations et des implantations musculaires. La faradisation de la face est perçue dans les nerfs dentaires.

Mesurée au dynamomètre, la puissance musculaire des bras donne les résultats suivants :

La traction exercée sur les deux extrémités de l'appareil, tenues simultanément par la seconde phalange des indicateurs, déplace l'aiguille de quatre kilogrammes. L'écart atteint sept kilogrammes, dans un effort suprême, quand l'une des extrémités de l'instrument étant confiée à un aide, l'autre est saisie par un seul des indicateurs, droit ou gauche : le résultat est le même des deux côtés. Sous l'effort, le membre, agité d'un tremblement énergique, cède tout à coup, comme ferait un appareil à détente.

La marche est un peu hésitante, ainsi qu'elle pourrait l'être sous le poids des années. Elle est moins assurée encore, cela va sans dire, lorsque les paupières sont closes. Mais il ne se produit pas le moindre ébranlement ataxique; il n'y a point de chute à redouter. Le malade

exécute à son gré les mouvements les plus divers : il va, il
vient, s'arrête, tourne à droite, à gauche, détache alterna-
tivement chaque pied du sol, pour rester ainsi sur l'autre
durant quelques secondes. Et tout cela, je le répète, sans
y voir.

La jambe droite semble un peu plus paresseuse que la
gauche, dans la marche.

Les lèvres ne tremblent pas ; ni la langue ; ni les mains
étendues.

Il n'y a pas de fourmillements. Pas de rachialgie spon-
tanée, ni de rachialgie provoquée. Jamais de convulsions.
Pas de contractures. Pas d'athétose.

Il n'y eut de douleurs fulgurantes à aucune époque.
Point d'élancements en coups de canif dans les joues. Pas
d'arthropathies indolentes. Pas de spasmes de la glotte.
Pas de hoquet. La sensibilité tactile est moins altérée que
les autres modes de sensations, contrairement à ce qui se
voit dans l'ataxie locomotrice. L'acuité visuelle n'a pas
diminué : c'est le malade qui l'affirme. Je ne cherche pas à
la mesurer avec exactitude, à cause des difficultés insur-
montables que je rencontrerais dans la situation intellec-
tuelle du sujet. De fait, il distingue nettement tous les
objets. Peut-être y voit-il un peu moins bien de l'œil
droit que du gauche, dit-il ; ce qui n'a rien de bien
extraordinaire en soi, et trouve, à tout prendre, son
explication naturelle dans la présence d'un haut degré
d'hypermétropie. Les papilles sont normales. Les mouvements synergiques des iris s'exécutent sans mydriase, avec
un ensemble parfait.

Là se termine le compte rendu de cette observation
privée d'autopsie. Il y aurait certes grand intérêt à con-
naître l'état du cerveau, du grand sympathique, de la
moelle ; à voir, entre autres choses, s'il n'existe pas de désordres de la substance grise, que l'on puisse rattacher à
une ischémie subite déterminée par le froid ; à rechercher
si une part des accidents actuels pourrait être envisagée
comme dépendant d'une prédisposition individuelle créée

par la chute faite à l'époque de l'enfance. Pour cela, il était facile d'attendre une mort qui ne saurait tarder. Mais, guidé par des considérations étrangères à toute idée de recherche expérimentale touchant à la physiologie pathologique, j'ai mieux aimé procurer à mon malade une des dernières satisfactions de son existence, en le rendant à sa famille. Il est parti le 16 octobre pourvu d'un congé de réforme n° 1, avec gratification.

Si le lecteur, après avoir parcouru les développements qui précèdent, blâme leur longueur et leur confusion, je le prie de considérer que la relation détaillée d'un cas médical particulier ne constitue jamais qu'une œuvre littéraire aride par essence, quoique parfois de grande valeur scientifique. Qui ne sentit en aucune occasion son attention s'égarer loin d'un sujet important, présenté même en style magistral, sous une forme didactique et savante? Ce n'est pas qu'en laissant voir ici les incertitudes et les péripéties de mes investigations, je croie avoir trouvé moyen d'échapper à la règle commune. Mais du moins me convient-il de penser que chacun a puisé dans mon récit la satisfaction de se faire à soi-même l'idée nette d'un diagnostic, que je me suis vu sur le point de formuler à diverses reprises.

19 octobre 1882.

Dr LANOAILLE DE LACHÈSE.

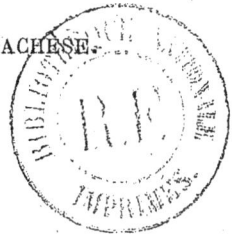

Limoges, Imp. Ve H. Ducourtieux, rue des Arènes.

43

www.ingramcontent.com/pod-product-compliance
Lightning Source LLC
Chambersburg PA
CBHW050440210326
41520CB00019B/6017